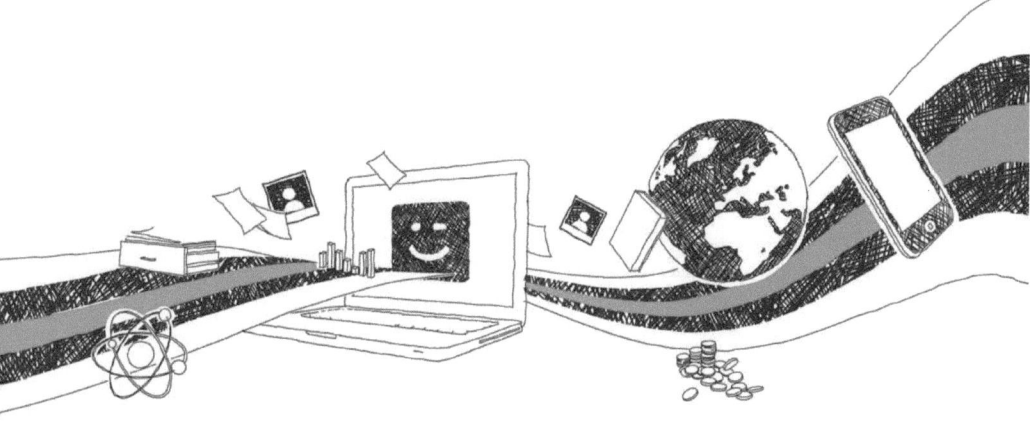
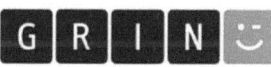

Bibliografische Information der Deutschen Nationalbibliothek:

Die Deutsche Bibliothek verzeichnet diese Publikation in der Deutschen National-bibliografie; detaillierte bibliografische Daten sind im Internet über http://dnb.d-nb.de/ abrufbar.

Impressum:

Copyright © 2015 GRIN Verlag, Open Publishing GmbH
Druck und Bindung: Books on Demand GmbH, Norderstedt Germany
ISBN: 9783668227330

Dieses Buch bei GRIN:

http://www.grin.com/de/e-book/323532/chronischer-schmerz-als-pflegephaenomen-von-menschen-in-alten-und-pflegeheimen

Daniel Pötter

Chronischer Schmerz als Pflegephänomen von Menschen in Alten- und Pflegeheimen

GRIN Verlag

GRIN - Your knowledge has value

Der GRIN Verlag publiziert seit 1998 wissenschaftliche Arbeiten von Studenten, Hochschullehrern und anderen Akademikern als eBook und gedrucktes Buch. Die Verlagswebsite www.grin.com ist die ideale Plattform zur Veröffentlichung von Hausarbeiten, Abschlussarbeiten, wissenschaftlichen Aufsätzen, Dissertationen und Fachbüchern.

Besuchen Sie uns im Internet:

http://www.grin.com/

http://www.facebook.com/grincom

http://www.twitter.com/grin_com

Chronischer Schmerz als Pflegephänomen von Menschen in Alten- und Pflegeheimen

Studiengang: Pflege (B.Sc.), berufsbegleitend (PB13)

Modul 15:   Setting und phänomenbezogene Pflege

Namen: Daniel Pötter

Abgabe: 11.09.2015

Inhaltsverzeichnis

1. Einleitung

In der Bundesrepublik Deutschland leiden über 12 Millionen Menschen an chronischen Schmerzen (Deutsche Schmerzgesellschaft e. V., 2012a, o. S.). Zu den Folgen zählen zahlreiche Krankenhauseinweisungen, unnötigen Operationen und langfristige Schmerztherapien, mit unbefriedigenden Ergebnissen. Erschwerend können soziale Spannungen innerhalb des Familien- und Freundeskreises auftreten, die die Situation noch zusätzlich belasten (Thomm, 2011a, S. 126).

Auch für das deutsche Gesundheitssystem ergeben sich daraus erhebliche finanzielle Belastungen (2011a, S. 126). Allein im Jahr 2012 flossen mehrere Millionen Euro in die medizinischen Leistungen des ambulanten und stationären Bereiches, um die Behandlung der betroffenen Menschen sicherzustellen (Gesundheitsberichterstattung des Bundes, 2002, S. 5).

Doch die Situation in Alten- und Pflegeheimen erscheint nach Schätzungen von Gerhard (2014, S.21) alles andere als zufriedenstellend. So leiden nach wie vor zwischen 45 und 80 Prozent der Menschen in Alten- und Pflegeheimen an chronischen Schmerzen. 34 Prozent der Bewohner klagen dabei unter ständigen und 66 Prozent an zeitweiligen Schmerzen (Marzinski, 1991; zitiert nach Carr & Mann, 2002, S. 170). Die Zielsetzung des Expertenstandard „Schmerzmanagement in der Pflege bei chronischen Schmerzen" scheint demnach noch in weiter Ferne zu liegen. Diese lautet: „Jeder ... Bewohner mit chronischen Schmerzen erhält ein individuell angepasstes Schmerzmanagement, das zur Schmerzlinderung, zum Erhalt oder zur Erreichung einer bestmöglichen Lebensqualität und Funktionsfähigkeit sowie zu einer stabilen und akzeptablen Schmerzsituation beiträgt und schmerzbedingten Krisen vorbeugt" (DNQP, 2014, S. 25).

Daher soll die vorliegende Arbeit den Fragen nachgehen, was die Ursache für chronische Schmerzen ist und welche Folgen sie für die betroffenen Menschen in Alten- und Pflegeheimen haben. Ebenso sollen geklärt werden, welches Ziel das Schmerzmanagement verfolgt und welchen Anteil die jeweiligen Pflegeeinrichtungen und Pflegefachkräfte dabei zu tragen haben.

2. Methodisches Vorgehen

Es erfolgt eine systematische Literaturrecherche in den Datenbanken Medpilot und Cinahl, den Suchmaschinen Base und Google Scholar und im Bibliothekskatalog zur Recherche von Publikationen in Zeitschriften und Büchern. Die Suchbegriffe „Pflegephänomen", „Schmerz", „Demenz", „chronischer Schmerz", „nicht-tumorbedingter Schmerz", „neuropathischer Schmerz", „Schmerzbehandlung", „Schmerztherapie", „Altenheim" und „Pflegeheim", „Assessmentinstrument" werden entsprechend der verwendeten Datenbanken mit oder ohne Trunkierung unter Anwendung der Boole´schen Operatoren in deutscher oder englischer Sprache eingegeben.

Im Fokus stehen hierbei Publikationen aus dem Jahre 1993-2015, die sich ausschließlich mit nicht-tumorbedingten und neuropathischen Schmerzsyndromen beschäftigen. Aufgrund der Themenkomplexität werden tumorbedingte Schmerzen ausgeschlossen.

3. Definition

3.1 Pflegephänomen

Pflegephänomene sind im direkten Umgang mit kranken und pflegebedürftigen Menschen beobachtbar. Es handelt sich um individuelle Reaktionen auf die Erkrankung, die sich in Form von Trauer, Hoffnung, Angst- und Unruhezuständen ausdrücken. Doch auch physische und psychische Reaktionen können aufgrund des veränderten Gesundheitszustandes hervorgerufen werden. Die Ursache liegt im Auftreten von Dekubitalgeschwüren und einer Immobilität begründet. Zudem werden Verwirrtheitszustände oder Aggressionen genannt.

All diese Phänomene ziehen ein pflegerisches Handeln nach sich. Demzufolge wird anhand der pflegerischen Expertise darüber entschieden, ob und wie eine Maßnahme zu erfolgen hat (Brüggemann, 2007, S. 111).

3.2 Schmerz

Der Duden (2013a, o. S.) definiert Schmerz als ein Zustand, der durch Krankheit oder Verletzung hervorgerufen wird. Dabei verspüren die betroffenen Menschen unangenehme, körperliche Symptome. Durch diese Reaktion versucht der Körper, weiteren Schaden abzuwenden bzw. zu minimieren.

Am Beispiel von Menschen mit Neuropathien wird deutlich, wie gefährlich es ist, kaum oder keine Schmerzen zu verspüren. Einfache Hautverletzungen werden nicht wahrgenommen, bleiben unbehandelt und führen schlimmstenfalls zu Entzündungsreaktionen.

Doch an dieser Stelle soll auch erwähnt werden, dass Schmerzen nicht generell erst durch Gewebsschäden auftreten.

Das Empfinden von Schmerzen wird generell sehr individuell bewertet. Neben den eigenen Sinneswahrnehmungen treten sogenannte affektiv-motivationale Anteile hinzu. Folglich treten Fragen, wie: „Mit welchen Gefühlen verbinden betroffene Menschen den Schmerz? Ist er quälend, bedrückend oder bereitet er ein Gefühl von Angst? Und wie wird das Symptom rational bewertet?" auf. Es findet also eine Kategorisierung in „wichtig", „nebensächlich" oder „gefährlich" statt. Auch geht es um die Frage: „Verstehe ich als betroffener Mensch, was den Schmerz auslöst und woher er kommt?" (Fischer, 2007, S. 557-558). Es findet also eine Kategorisierung in „wichtig", „nebensächlich" oder „gefährlich" statt. Auch geht es um die Frage: „Verstehe ich als betroffener Mensch, was den Schmerz auslöst und woher er kommt?" (Fischer, 2007, S. 557-558). Zudem ist Fischer (2007, S. 557-558) der Meinung, dass sich das soziale, ökonomische und kulturelle Umfeld nicht nur positiv, sondern auch negativ auf das Erleben auswirken kann (Fischer, 2007, S. 557-558).

3.3 chronisch

Das Wort „chronisch" wird in der Medizin als langsam fortschreitende und lang andauernde Erkrankung beschrieben (Duden, 2013b, o. S.). Eine lang andauernde, chronische Erkrankung besteht dann, wenn die Symptomatik mindestens 3 Monaten vorliegt. Diese muss allerdings nicht kontinuierlich in Erscheinung treten. Das bedeutet, dass auch zeitliche Unterbrechungen bei chronischen Erkrankungen durchaus möglich sind (Fischer, 2007, S. 561).

Folglich unterziehen sich die betroffenen Menschen einer regelmäßigen und engmaschigen medizinischen Betreuung der verschiedene Fachrichtungen und Heilberufe. Die enge Zusammenarbeit mit dem Chroniker ist demgemäß von einer engen Kooperation geprägt (Bundesministerium für Gesundheit, 2015, o. S.).

3.4 Assessment

Der Ursprung des Wortes Assessment liegt im lateinischen Wort „ assidere" und bedeutet so viel wie „dabeisitzen", „Beisitzer", „Amtshelfer" oder „Assistenz" (Reuschenbach, 2011, S. 27).

Im deutschen Duden (2013c, o. S.) wird hingegen von „Bewertung" und/ oder „Einschätzung" gesprochen.

Nach Bartholomeycziks (2009a, S. 14) Auffassung soll ein Assessment die fundierte „Entscheidung auf der Basis von relevanten und ʼrichtigenʼ Informationen" ermöglichen. Übertragen auf die Pflegeassessments, sollen diese eine unreflektierte Wahrnehmung vermeiden und eher zielgerichtet beobachten und Daten sammeln (Reuschenbach, 2011, S. 28). Jedoch soll es sich nicht nur um eine reine Sammlung, sondern auch um eine Bewertung der Informationen handeln. Diese sollen im weiteren Verlauf handlungsleitend sein (Bartholomeyczik, 2009a, S. 15). Der Prozess wird dementsprechend in fünf Punkte gegliedert: 1. Assessment, 2. Diagnose, 3. Planung, 4. Implementierung und 5. Evaluation (Gordon, 2008, o. S.).

Zur Erhebung der Informationen und Daten stehen verschiedene Methoden zur Verfügung. Neben der Befragung von betroffenen Bewohnern und deren Angehörigen, kann die Pflegefachkraft auch eine zielgerichtete Beobachtung durchführen. Ebenso stehen physiologische Messungen (Temperatur, Blutdruck) oder das Ablesen und Auswerten von physiologischen Parametern (Herzfrequenz; Sauerstoffsättigung) zur Verfügung. Doch auch eine strukturierte Erhebung durch Testverfahren, Fragebögen und Skalen sind möglich. Diese werden in der Fachsprache als Assessmentverfahren oder aber auch als Assessmentinstrumente bezeichnet (Reuschenbach, 2011, S. 28).

3.5 Altenheim

Das Bundesministerium für Gesundheit (2014) definiert den Begriff der „Altenheime" als Einrichtung für alte Menschen, die Hilfe in der Haushaltsführung benötigen. Des Weiteren sollen sie Sorge für die pflegerische Betreuung, als auch die hauswirtschaftlichen Tätigkeiten tragen. Allerdings ist eine Pflegebedürftigkeit kein Hauptkriterium für einen Einzug ins Altenheim (Meine Pflegeversicherung, o. J. b). Die Bewohnerinnen und Bewohner leben in kleinen Wohnungen oder Appartements (Bundesministerium für Gesundheit, 2014).

3.6 Pflegeheim

Pflegeheime werden als Einrichtungen für pflegebedürftige Menschen bezeichnet, die Hilfe im Bereich der Pflege und Betreuung von professionellen Pflegekräften benötigen. Alte, als auch Menschen mit chronischen, zum Teil schweren Erkrankungen sind die Hauptzielgruppe dieser Einrichtungen. Die Pflege und Betreuung wird über 24 Stunden sichergestellt (Meine Pflegeversicherung, o. J. a).

4. Das Pflegephänomen „chronischer Schmerz"

4.1 Ursachen

Chronische Schmerzen entstehen in der Regel aus einem akuten Schmerz heraus. Die Ursachen liegen in der nicht adäquaten Behandlung der Symptome begründet, die zu manifestierten Schmerzen führen können.

Der chronische Schmerz wird in der Medizin als *maligne* oder *nicht-maligne* unterteilt. *Maligne Schmerzen* werden beispielsweise durch bösartige Tumore hervorgerufen. Ihre Behandlung beschränkt sich lediglich auf die Gabe von starken Schmerzmedikamenten. Die psychischen, emotionalen, sozialen und spirituellen Aspekte werden zudem gleichermaßen berücksichtigt, da die wechselseitige Beziehung den Schmerz beeinflussen kann. U. a. ist eine Verstärkung oder ein Abmildern des Symptoms durchaus möglich (Fischer, 2007, S. 561).

Aufgrund der Themenkomplexität, wendet sich die vorliegende Hausarbeit jedoch dem gegenüberstehenden *nicht-malignen Schmerz* zu. In der Literatur wird lediglich beschrieben, dass deren Ursache von anderen Faktoren abhängt. Chronisch-degenerative Erkrankungen, wie z. B. Arthritis und/ oder Arthrose, zeichnen sich des Öfteren durch das Auftreten dieser Symptome aus. Allerdings erklärt die steigende Zahl dieser Erkrankungen, mit den einhergehenden Funktionsstörungen, nicht grundlegend die Schmerzsymptomatik. Denn im Gegensatz zu den akuten Schmerzen, liegen bei chronisch nicht-malignen keine Warnfunktionen mehr zu Grunde. Das bedeutet, dass sich im Laufe der Zeit eine eigenständige Krankheit entwickeln kann (Fischer, 2007, S.561).

4.2 Folgen

Physiologische Veränderungen, wie z. B. ein Anstieg des Blutdrucks oder eine beschleunigte Herzfrequenz sind mögliche Folgen einer chronischen Erkrankung. Ebenso können Veränderungen im Tagesablauf auftreten, die die Lebensqualität und Planung der Bewohner negativ beeinflusst. Auch das Auftreten von Begleiterscheinungen, wie beispielsweise Schlaflosigkeit, Erschöpfung und Depressionen sind keine Seltenheit.

In ihrer Verzweiflung suchen diese Menschen zahlreiche Ärzte auf, unterziehen sich sinnlosen Operationen, die letztendlich keine nennenswerten Erfolge erzielen. Oftmals kommen private Probleme im Familien- und / oder Freundeskreis hinzu. Diese können schlimmstenfalls zu einer Potenzierung des Schmerzsymptoms führen (Fischer, 2007, S. 558).

5. Das Schmerzmanagement

Das Konzept des Schmerzmanagements versucht alle Ressourcen, also die des betroffenen Menschen und aller mitwirkenden Personen, im Versorgungsprozess zu bündeln. Erst durch die enge Zusammenarbeit der einzelnen Fachrichtungen, u. a. der Medizin, Pflege, Physiotherapie, Psychologie und die Einbeziehung der Angehörigen kann ein effektives Schmerzmanagement entstehen bzw. umgesetzt werden. Dabei trägt die Pflege für den Bereich „Schmerzerkennung und Schmerzeinschätzung", „Durchführung von medikamentösen Therapien", als auch für die „Umsetzung von nicht-medikamentösen Methoden" und „Schmerzprophylaxen" die Hauptverantwortung. Des Weiteren kommen ihr Aufgaben der Information, Beratung und Schulung von chronisch kranken Bewohnern und deren Angehörigen zu (Fischer, 2007, S. 568).

Der detaillierte Ablauf eines pflegerischen Schmerzmanagements, wird anhand eines Schaubildes (Darstellung 1) im Anhang vorgenommen.

5.1 Ziel eines Schmerzmanagement

Die genaue Zielsetzung des pflegerischen Schmerzmanagement besteht darin, die Chronifizierung eines akuten Schmerzzustandes zu vermeiden, indem eine zeitnahe und wirkungsvolle Linderung hergestellt wird (DNQP, 2011, S 25). Liegt aber bereits eine Chronifizierung des Schmerzes vor, besteht die Hauptaufgabe darin, ein individuell angepasstes Schmerzmanagement für den chronisch erkrankten Bewohner zu entwickeln und zukommen zu lassen. Eine effektive Schmerzlinderung trägt dazu bei, die Lebensqualität und Funktionsfähigkeit dieser Menschen zu erhalten oder wiederherzustellen. Stabile oder akzeptable Schmerzsituationen sollen zudem das Abgleiten in schmerzbedingte Krisen verhindern (DNQP, 2014, S. 25).

5.2 Anwendung der Assessmentinstrumente

Das Deutsche Netzwerk für Qualitätsentwicklung in der Pflege (ICSI, 2011; zitiert nach DNQP, 2014, S. 102) befürwortet im Expertenstandard den Einsatz von sogenannten Verlaufsbeobachtungs- bzw. Assessmentinstrumenten. Jedoch sind sie lediglich als sinnvolle Ergänzung bei erkennbaren Schmerzsituationen und regelmäßiger Überprüfung von Behandlungsergebnissen anzusehen. Aufgrund der Vielzahl von bestehenden Instrumenten, ist eine dezidierte Beschreibung in dieser Arbeit aufgrund der Komplexität nicht möglich. Daher wird eine kleine Auswahl von Instrumenten vorgestellt, die sich für den Einsatz bei Menschen in Alten- und Pflegeheimen eignet.

Eindimesionale Skalen, wie beispielsweise die *Numerischen Analog Skala (NRS)* eignen sich vor allem bei Bewohnern, die noch selber in der Lage sind, Auskunft über die empfundene Schmerzintensität zu geben (AkdÄ, 2007; SIGN, 2008; ICSI, 2011; zitiert nach DNQP, 2014, S. 102). Doch auch bei sehr alten, kognitiv eingeschränkten und im Sterben liegenden Menschen sind sie gut geeignet (Basler, Hesselbarth & Schuler, 2004; SIGN, 2008; zitiert nach DNQP, 2014, S. 102). Eindimensionalen Skalen eignen sich u. a. zum Sammeln ausreichender Informationen zur Schmerzfolge und Schmerzintensität. Gemeint sind hier emotionale Erregungszustände und das Gefühl von Unwohlsein (AGS, 2002; zitiert nach DNQP, 2014, S. 102). Darüber hinaus wir die Therapiezufriedenheit der Bewohner erfragt (AkdÄ, 2007; zitiert nach DNQP, 2014, S. 102).

Das *Beobachtungsinstrument BESD* (Beurteilung von Schmerzen bei Demenz) bietet sich hingegen bei dementiell erkrankten Menschen an, da diese Gruppe in der Regel keine adäquaten Aussagen mehr treffen kann (DNQP, 2011; zitiert nach DNQP, 2014, S. 102).

Das *multidemensionale Instrument des strukturierten Schmerzinterviews* ist für geriatrische Menschen, ab dem 75. Lebensjahr, entwickelt worden. Gerade bei leichter bis mittlerer kognitiver Einschränkung sind valide Ergebnisse möglich (Basler, Bloem, Casser, Gerbershagen, Grießinger, Hankemeier, Hesselbarth, Lautenbacher, Nikolaus, Richter, Schröter & Weiß, 2001; zitiert nach DNQP, 2014, S. 104). Um diese kognitiven Einschränkungen identifizieren zu können, erfolgt im Vorfeld ein Screening. Es handelt sich hierbei um drei Fragestellungen, die aus dem Mini - Mental State Examination, in veränderter Form, übernommen wurden. Deren Anwendung wird im Übrigen ausdrücklich vom DNQP (2014, S. 104) empfohlen. Im Anschluss wird das Schmerzinterview mit dem betroffenen Bewohnern geführt. Dabei werden folgende Parameter erfasst: Schmerzlokalisation, Intensität und Häufigkeit, Schmerzverstärkung und Linderung, schmerzbedingte Behinderungen, als auch die erlebte Kontrolle über den Schmerz (Thomm, 2011b, S. 186).

Für chronisch kranke Bewohner mit neuropathischen Schmerzzuständen, eignen sich *spezifische multidimensionale Instrumente*, wie beispielsweise die *Neuropathic Pain Scale* (**NRS**) (Rolke & Radbruch, 2012; zitiert nach DNQP, 2014, S. 103). Insgesamt zehn Fragen sollen Aufschluss über die unterschiedlichen Symptome bei neuropathischen Schmerzen geben. Numerische Skalen, die von null bis zehn reichen, sollen zudem den jeweiligen Stärkegrad wiedergeben. Im Anschluss folgen zwei weitere Fragen, die Informationen zum zeitlichen Verlauf der Schmerzen geben sollen. Ebenso ermöglicht das Instrument eine genaue Differenzierung der fünf Hauptmerkmale neuropathischen Schmerzes, wie z.b. Brennen (spontaner Oberflächenschmerz), Druck (spontaner Tiefenschmerz), attackenartiger Schmerz, evozierter Schmerz und Parästhesien/ Dysästhesien. Je nach Ausprägung werden die Scores von null bis zehn ermittelt, sodass die einzelnen Werte zu einem Gesamtwert zusammenaddiert werden können (Rüger, 2009, S. 22-23).

Die Ergebnisse der vorgestellten Assessmentinstrumente dienen den Pflegekräften dann als Grundlage für die weitere Ziel- und Maßnahmenplanung und der regelmäßigen Beurteilung (Bartholomeyczik, 2009b, S. 15). Zu den Maßnahmen gehören neben der Information, Schulung und Beratung auch die medikamentöse und nicht-medikamentöse Versorgung der Bewohner. Die nun folgenden Punkte, werden hierzu näher Bezug nehmen.

5.3 Die nichtmedikamentöse Schmerzbehandlung

Sowohl die medikamentösen, als auch nicht-medikamentöse Maßnahmen sind als sinnvolle Ergänzung anzusehen. Die unterschiedlichen Behandlungsansätze aus den Bereichen der Physiotherapie, Psychologie und Pflege erfordern demzufolge eine enge Abstimmung aller beteiligten Berufsgruppen (Fischer, 2007, S. 556). Auch wenn diese nur bedingt Einfluss auf die Schmerzstärke nehmen, können sie das Befinden der betroffenen Menschen dennoch positiv beeinflussen. Die getroffenen Maßnahmen sind folgerichtig mit dem betroffenen Bewohner abzustimmen. Persönlichen Erfahrungswerte, die im Vorfeld zu einer Linderung der Symptome geführt haben, sollen darüber hinaus mit integriert werden. Gemeint sind hier u. a. alte „Hausmittelchen", wie beispielsweise Wärmflaschen, Kühlakkus, Umschläge etc. Können diese Informationen bei kognitiv eigeschränkten Bewohnern nicht direkt erfragt werden, sind nahestehende Angehörige hinzuzuziehen.

Im weiteren Verlauf erhalten die chronisch erkrankten Bewohner gezielte Informationen und Schulungen zu den angewandten Maßnahmen. Diese Aufgaben werden als wesentlicher Bestandteil pflegerischen Handelns angesehen.

Pflegekräfte nehmen unmittelbaren Einfluss auf die verschiedenen Bereiche der Schmerzentstehung und Schmerzwahrnehmung, sodass die eingeleiteten Maßnahmen in peripher und zentral Wirksame kategorisiert werden können.

Zu den *peripher wirkenden Maßnahmen* zählen vorrangig physikalische Maßnahmen, wie z. B. Kälte oder Wärme. Das Anlegen von kalten, nassen Umschlägen oder das Auftragen von Quark-, Lehm- oder Fangopackungen tragen maßgeblich dazu bei, die Schmerzrezeptoren bzw. die Schmerzleitung zu hemmen, sodass eine schmerzlindernde Wirkung eintritt. Zugleich verhindert es das Austreten von Flüssigkeiten und Zellen aus Blut- und Lymphgefäßen.

Wärme hingegen bewirkt das Weiten der Gefäße und entspannt gleichzeitig die Muskulatur. Gerade bei chronischen Gelenkerkrankungen, Kopfschmerzen, muskulären Verspannungen und Koliken sind sie als geeignete Maßnahmen anzusehen. Zur Wahl stehen Teil- und Vollbäder, Moor- und Schlickbäder, heiße Umschläge, Schlammpackungen, Wärmeflaschen oder Heizdecken. Treten jedoch akute entzündliche Veränderungen auf, sind Behandlungen mit Wärme umgehend einzustellen.

Ebenso werden einfache Massagen, atemstimmulierende Einreibungen, angenehme Lagerungen und Elektrotherapien, so genannte TENS (transkutane elektrische Nervenstimulation) aufgeführt .

Dem gegenüber stehen *zentral wirkende Maßnahmen*. Sie streben eine positive psychologische Beeinflussung der Schmerzwahrnehmung an, bei der die emotionalen und kognitiven Aspekte berücksichtigt werden. Neben der progressiven Muskelentspannung, dem autogenen Training und der Meditation, werden auch Atemübungen zu den Entspannungstechniken gezählt. All diese Maßnahmen führen zu einer nennenswerten Stressreduktion und zu einem verbesserten Schlaf der chronisch erkrankten Bewohner. Gleichermaßen kann dadurch der Kreislauf „Angst vor noch mehr Schmerzen" unterbrochen werden.

Auch gezielte Ablenkungen durch Phantasiereisen und gelenkte Imagination etc. können eine Reduzierung der Schmerzstärke oder ein Heraufsetzen der Schmerztoleranz begünstigen. Dies wiederum wirkt sich positiv auf die Stimmungslage der betroffenen Bewohner aus (Fischer, 2007, S. 569- 570).

5.4 Die Schmerzbehandlung durch Medikamente

Die medikamentöse Behandlung von chronischen Schmerzen, stellt einen weiteren beachtlichen Baustein in der Versorgung chronisch erkrankter Bewohner dar.

Bereits vor über 20 Jahren nahm die Weltgesundheitsorganisation (WHO) eine Unterteilung der zahlreichen Schmerzmedikamente vor. Diese Gruppen, drei an der Zahl, unterscheiden sich in den jeweiligen Wirkungsweisen. Medikamente aus der *1. Gruppe* werden beispielsweise bei leichten Schmerzen verordnet. Mittelschwere Leiden sind hingegen mit Medikamenten aus der *2. Gruppe* zu behandeln. Sollten auch diese keine ausreichende Symptomlinderung erzielen, kommen Medikamente der *3. Gruppe* zum Einsatz, um den starken bis sehr starken Schmerzen effektiv zu begegnen. Die Therapie bei chronischen und neuropathischen Schmerzen erfordert jedoch eine weitaus differenziertere Behandlung.

Das Hauptproblem bei *chronischen Schmerzen* besteht nämlich darin, dass die aufgeführten Medikamente nur begrenzt ihre Wirkung entfalten können, sodass eine ausreichende und langanhaltende Symptomlinderung kaum bis gar nicht möglich ist. Werden diese obendrein von den Pflegekräften unregelmäßig verabreicht, kann eine zusätzliche Chronifizierung eintreten. Diesen Zustand gilt es zu vermeiden. Pflegefachkräfte stehen hier in der besonderen Verantwortung, den Medikamentenspiegel der chronisch erkrankten Bewohner kontinuierlich aufrechtzuerhalten.

Zur Anwendung kommen u. a. Paracetamol oder Metamizol. Da chronische Erkrankungen jedoch eine langfristige Versorgung benötigen, reichen die Medikamente aus der 1. Gruppe erfahrungsgemäß nicht aus. Hier werden eher Medikamente aus der 2. und 3. Gruppe, also morphinähnliche Präparate, empfohlen. Doch Vorsicht ist geboten! Mit Absetzten der Medikamente sind Entzugserscheinungen bei den Bewohnern zu vermeiden. Die Pflege steht demnach ebenso in der Verantwortung, das langsame Ausschleichen dieser Medikamente sicherzustellen (Deutsche Schmerzgesellschaft, 2012b, o. S.).

Orale Therapien, in Form von Tabletten, werden auch bei *neuropathischen Schmerzen* angewandt. Hinzu kommen Cremes und medikamentenhaltige Pflaster. Diese sogenannten topischen Therapien wirken jedoch nicht bei allen neuropathischen Schmerzen gleichermaßen. Sie kommen vor allem bei Schmerzkrankheiten, mit einhergehenden Überempfindlichkeitsreaktionen auf der Hautoberfläche, in Frage. Gemeint sind hier u. a. Berührungen, Kälte – und Wärmereize (Deutsche Schmerzgesellschaft, 2012b, o. S.).

Grundsätzlich empfiehlt der Expertenstandard „Schmerzmanagement in der Pflege bei chronischen Schmerzen" eine regelmäßige Evaluation der medikamentösen Therapie, die wohlmöglich eine Anpassung zur Folge hat (BÄK, 2010; DKPM, 2012; DIVS, 2012; zitiert nach DNQP, 2014, S. 130).

5.5 Information, Beratung und Schulung

Die Information, Beratung und Schulung chronisch kranker Bewohner zählt, wie bereits erwähnt, ebenso zu den Aufgaben des Schmerzmanagements. Diese sind dem Alter, Bildungsstand und der kognitiven Leistungsfähigkeit der Bewohner anzupassen. Neben der kognitiven Schmerzverarbeitung sind auch aufkommende Emotionen, wie beispielsweise Ängste und Sorgen, positiv beeinflussbar. Demnach besteht die Aufgabe der Pflege darin, diese Emotionen aufzugreifen und in Kooperation mit den chronisch erkrankten Bewohnern nach Lösungswegen zu suchen. Eine vertrauensvolle Atmosphäre ist dabei als unverzichtbar anzusehen (Fischer, 2007, S. 571).

6. Die Kompetenzen der Pflegefachkraft

Welches Wissen und welche Kompetenzen die Pflegefachkraft in der Versorgung von Bewohnern mit chronischen Schmerzen mitbringen muss, verdeutlicht der Expertenstandard „Schmerzmanagement in der Pflege von chronischen Schmerzen" in den nachstehenden fünf Strukturpunkten (DNQP, 2014, S. 26- 53):

S1a) Die Pflegefachkraft verfügt über aktuelles Wissen und die Kompetenz zur Differenzierung zwischen akutem und chronischem Schmerz und zur systematischen Schmerzeinschätzung.
Hierzu zählt u. a. auch das Assessment, welches in der vorliegenden Arbeit bereits ausführlich erörtert wurde.

S2a) Die Pflegefachkraft verfügt über Planungs- und Koordinationskompetenzen bezogen auf das pflegerische Schmerzmanagement bei chronischen Schmerzen.
Festgelegte Aufgaben- und Tätigkeitsbereiche ermöglichen eine konkrete pflegerische Maßnahmenplanung, nachdem eine Einschätzung der Schmerzsituation, in „stabil" oder „instabil" vorgenommen wurde.

S3a) Die Pflegefachkraft verfügt über notwendige Informations-, Schulungs- und Beratungskompetenzen.
Bei der Umsetzung des Expertenstandards sind umfassende Kompetenzen und Fähigkeiten der Pflegefachkraft erforderlich. So hat sie nicht nur umfassende Fachkenntnisse zu erwerben, sondern ist auch gefordert, diese anlassbezogen in Schulungen oder auch im beratenden Kontakt mit Bewohnern oder Angehörigen einzubringen. Besonders her-

vorzuheben ist, dass auf diese Weise eine individuelle Planung von Maßnahmen unter Abwägung aller Gesichtspunkte gemeinsam mit allen Beteiligten und unter Einbeziehung individueller Ressourcen gelingen kann.

S4a) Die Pflegefachkraft verfügt über aktuelles Wissen zu medikamentöser und nicht - medikamentöser Schmerzbehandlung, schmerzbedingten Nebenwirkungen, deren Behandlungsmöglichkeiten und Prophylaxen, Kontraindikationen, schmerzlösenden Faktoren und schmerzvermeidenden Verhaltensweisen.

Um diese Anforderungen erfüllen zu können, ist die Vermittlung aktueller wissenschaftlicher Erkenntnisse im Rahmen der Ausbildung, jedoch auch in regelmäßigen Fortbildungen zum Thema zwingend erforderlich (§8 HeimPersV, 1993).

S5a) Die Pflegefachkraft verfügt über die Kompetenz, den Verlauf der Schmerzsituation, das Erreichen individueller Therapieziele und die Wirksamkeit der pflegerischen Maßnahmen zu beurteilen.

Im Expertenstandard werden zahlreiche Instrumente beschrieben, die die kompetente Pflegefachkraft einsetzen kann, um Schmerzsituationen oder auch die Wirksamkeit von Maßnahmen objektiv beurteilen zu können. Auf diese Weise erhält die Pflegefachkraft eine klare Orientierung hinsichtlich der weiteren Handlungsweise. Besonders hervorzuheben sind Instrumente, die auch bei kognitiv eingeschränkten Bewohnern zum Einsatz kommen. Hier wird der Fokus vor allem auf die Beobachtung von Wirkungsfaktoren unter Einbeziehung der Angehörigen gelegt.

7. Die Anforderungen an Alten- und Pflegeheime

Nicht nur Pflegefachkräfte müssen den hohen Anforderungen des Schmerzmanagement gerecht werden. Auch die jeweiligen Pflegeeinrichtungen müssen hierzu ihren Beitrag leisten, die der DNQP (2014, S. 26- 53) im Expertenstandard „Schmerzmanagement in der Pflege bei chronischen Schmerzen" ausführlich beschreibt:

S1a) Die Einrichtung verfügt über aktuelle, zielgruppenspezifische Assessment- und Dokumentationsmaterialien und sorgt für die Verfügbarkeit von pflegerischen Schmerzexperten.

Alten- und Pflegeheime stellen entsprechende Assessmentinstrumente zur Verfügung, die einerseits dem aktuellen wissenschaftlichen Stand und anderseits dem Bewohnerklientel entsprechen. Das bedeutet, dass die Einrichtungen in der Pflicht stehen, ihre Assessmentinstrumente in regelmäßigen Abständen zu überprüfen. Auch müssen sie Rahmenbedingungen schaffen, die es Pflegefachkräften ermöglichen, sogenannte Schmerzexperten hinzuzuziehen.

Ferner müssen die Einrichtungen das Dokumentieren und Einsehen relevanter Informationen ermöglichen. Das gilt sowohl für Pflegefachkräfte, als auch für alle weiteren beteiligten Akteure und Berufsgruppen.

S2b) Die Einrichtung verfügt über eine interprofessionell gültige Verfahrensregelung zum Schmerzmanagement für Patienten/ Bewohner mit chronischen Schmerzen.

Die Einrichtungen verfügen über strukturierte Verfahrensregelungen, deren Ziel das interprofessionelle Agieren der verschiedenen Berufsgruppen darstellt. Die Aufgaben und Tätigkeiten werden für alle Beteiligten verbindlich festgelegt und an die Versorgungssituation der Bewohner angepasst. Dabei werden die individuellen Bedürfnisse mit berücksichtigt.

Ebenso erfolgt eine konkrete Absprache im interdisziplinären Geschehen, bei der die angewandten Maßnahmen (medikamentöse/ nicht-medikamentöse Therapien) und Interventionen, den entsprechenden Berufsgruppen zugeordnet werden. Um möglichen Schnittstellenproblematiken vorzubeugen, sollen Verfahrensregelung die Kommunikationswege vereinfachen und festlegen.

S3b) Die Einrichtung stellt sicher, dass Information, Schulung und Beratung unter Wahrung personeller Kontinuität umgesetzt werden können und stellt die notwendigen Materialien zur Verfügung.

Alten- und Pflegeheime haben ein Schulungs- und Beratungskonzept vorzuhalten, das speziell für chronisch kranke Bewohner und deren Angehörige entwickelt wurde. Die Entwicklung hat in einer interprofessionellen Zusammenarbeit stattzufinden, bei der auch pflegerische Schmerzexperten mit einbezogen werden sollten. Das Schulungs- und

Beratungskonzept beinhalte fachlich- inhaltliche Beratungs- und Schulungsschwerpunkte, als auch methodisch-kommunikative Umsetzungsstrategien von Beratung und Schulung. Im Weiteren werden die unterschiedlichen Aufgaben und Rollen der beteiligten Akteure beschrieben und notwendige Rahmenbedingungen zur Umsetzung definiert.

Darüber hinaus wird eine kontinuierliche, personelle Betreuung der chronisch kranken Bewohner befürwortet. Denn in der Regel sind diese durch ihre lange Leidensgeschichte und den einhergehenden wechselnden Behandlungsteams negativ geprägt. So ermöglicht beispielsweise das Bezugspflegesystem den Aufbau von Sicherheit, Kontinuität und Vertrauen.

Anschauliches Informationsmaterial, in Form von Flyern, Büchern, DVD´s, sind zudem von den Einrichtungen bereitzustellen, im Sinne eines effektiven Schmerzmanagements.

S4b) Die Einrichtung stellt sicher, dass medikamentöse und nicht - medikamentöse Maßnahmen umgesetzt werden können.

Das Management in Alten- und Pflegeheime muss entsprechende Fort- und Weiterbildungsmaßnahmen für Pflegefachkräfte organisieren, die sich thematisch mit medikamentösen und nicht-medikamentösen Maßnahmen beschäftigen. Ebenso sind sie verpflichtet, entsprechende Materialien und Strukturen vorzuhalten, die die Umsetzung der Maßnahmen ermöglichen.

Ein Problem stellt die medikamentöse Bevorratung dar. Denn in den meisten Fällen verfügen Alten- und Pflegeheime über keine hausinternen Apotheken. Sie stehen in einem ständigen Abhängigkeitsverhältnis von externen Apotheken, als auch von Haus- und Fachärzten. Gerade bei den Letztgenannten liegt die Verantwortung zur Umsetzung ärztlicher Verordnungen.

Des Weiteren müssen Alten- und Pflegeeinrichtungen entsprechende Zeitressourcen und Materialien zur Verfügung stellen, die eine Umsetzung der nicht-medikamentösen Versorgung garantiert. Im Zuge dessen sollten sie kreativen räumlichen Veränderungen aufgeschlossen gegenüberstehen, dass dem Wohlbefinden der Bewohner zu Gute kommt. Gemeint sind u. a. das Anbringen von Deckenbildern, Leuchtkörpern etc.

8. Fazit und Ausblick

Die vorliegende Hausarbeit zeigt, dass sich die Versorgung und Betreuung chronisch kranker Menschen in Alten- und Pflegeheimen nicht ausreichend verbessert hat und das, obwohl der „Expertenstandard Schmerzmanagement in der Pflege bei chronischen Schmerzen" seit Jahren eine klare Empfehlung hierzu abgibt. Doch wie kann das sein? Bietet der Expertenstandard doch gerade für junge und unerfahrene Pflegefachkräfte ein hohes Maß an Orientierung und Sicherheit, indem unterschiedliche Betrachtungsweisen und Teilaspekte chronischer Schmerzen aufgeführt werden, um ein individuell, strukturiertes und effektives Schmerzmanagement auf den Weg zu bringen.

Die Ursache sieht der Verfasser dieser Arbeit u. a. in der teils abstrakten und schwer verständlichen Ausdrucksweise des Expertenstandards begründet. Dieser dürfte Pflegefachkräfte schnell an die persönlichen Grenzen stoßen lassen. Eine Überarbeitung des Werkes ist daher als empfehlenswert anzusehen.

Des Weiteren scheinen die Einrichtungen selber noch nicht erkannt zu haben, welch gravierende Mängel in der Versorgung chronisch kranker Bewohner bestehen. Neben regelmäßigen Fort- und Weiterbildungsangeboten, müssen Träger dafür Sorge tragen, dass Pflegefachkräfte ausreichend Zeit und Materialien zur Verfügung gestellt bekommen, um einer Chronifizierung der Schmerzsymptome qualitativ entgegenzuwirken. Dies dürfte im Übrigen für alle Versorgungsleister von hohem Interesse sein. Liegt gerade hier die Chance langfristiger ökonomischer, also finanzieller und personeller Einsparpotentiale.

Neben der fachlichen Expertise ist der regemäßige und sichere Umgang mit Screening- und Assessmentinstrumenten ein weiterer wichtiger, wenn auch untergeordneter, Baustein im Schmerzmanagement. Ebenso müssen Alten- und Pflegeheimeinrichtungen dafür Sorge tragen, dass ständiger Personalwechsel vermieden wird, um die kontinuierliche Versorgung chronisch kranker Bewohner zu gewährleisten.

Pflegefachkräfte müssen im Gegenzug lernen, ihrer Kernkompetenz im Bereich der Information, Schulung und Beratung nachzukommen. Denn Bewohner von Alten- und Pflegeheimen, als auch deren Angehörige benötigen Sicherheit und Orientierung. Dies bezieht sich auch auf die medikamentöse Behandlung der Schmerzsymptome. Pflegfachkräfte sollten zudem in der Lage sein, eine Über- bzw. Unterversorgung zu erkennen und entsprechend zeitnah an den Hausarzt weiterzuleiten. Hinderlich könnte jedoch die schrumpfende Anzahl der Hausärzte sein. Denn diese sind oftmals kaum bis gar nicht erreichbar, aufgrund der wachsenden Anforderungssituation. Dies macht sich vor allem an Wochenenden bemerkbar, wenn Notdienste am Rand der Belastbarkeit arbeiten. Lange Warteschleifen sind erfahrungsgemäß keine Seltenheit. Dies ist für alle Beteiligten, Mediziner, Pflegefachkräfte und chronisch kranke Bewohner gleichermaßen problematisch. Ein Problem, dass nur auf höherer, politischer Ebene gelöst werden kann.

Der Autor dieser Arbeit kann somit grundsätzlich resümieren, dass der Expertenstandard eine gute und präzise Orientierung im Umgang mit chronisch erkrankten Bewohnern bietet, jedoch erst dann umfänglich und nachhaltig umgesetzt werden kann, wenn die entsprechenden Rahmenbedingungen auf allen Ebenen geschaffen sind. Doch schon heute können Pflegefachkräfte den Expertenstandard dafür verwenden, Veränderungen im Pflegealltag vorzunehmen, die unkompliziert vorgenommen werden können, um erste Ansatzpunkte zu einem gelungenen Schmerzmanagement aufzuzeigen. Wie so oft ist auch hier der Weg das Ziel.

Literaturverzeichnis

Bartholomeyczik, S. (2009a). Begriffe und Definitionen. In S. Bartholomeyczik & M. Halek (Hrsg.), *Assessmentinstrumente in der Pflege. Möglichkeiten und Grenzen.* Hannover: Schlütersche Verlagsgesellschaft mbH & Co. KG.

Bartholomeyczik, S. (2009b). Unterstützung der Pflegediagnostik durch Instrumente. In S. Bartholomeyczik & M. Halek (Hrsg.), *Assessmentinstrumente in der Pflege. Möglichkeiten und Grenzen.* Hannover: Schlütersche Verlagsgesellschaft mbH & Co. KG.

Brüggemann, R. (2007). Phänomene in der Pflege. In N. Menche (Hrsg.), *Pflege Heute. Lehrbuch für Pflegeberufe* (4. Aufl.). München: Urban & Fischer Verlag/Elsevier GmbH.

Bundesministerium für Gesundheit (2014). *Altenheim/ Altenwohnheim.* Bundesministerium für Gesundheit (Hrsg.). Zugriff am 31.07.2015.
http://www.bmg.bund.de/glossarbegriffe/a/altenheim-altenwohnheim.html

Bundesministerium für Gesundheit (2015). *Strukturierte Behandlungsprogramme. Chronisch kranke Menschen.* Bundesministerium für Gesundheit (Hrsg.). Zugriff am 23.06.2015.
http://www.bmg.bund.de/themen/krankenversicherung/zusatzleistungen-wahltarife/strukturierte-behandlungsprogramme.html

Carr, E. C. J. & Mann, E. M. M. (2002). *Schmerz und Schmerzmanagement. Praxishandbuch für Pflegeberufe* (1. Aufl.). Bern: Verlag Hans Huber.

Deutsche Schmerzgesellschaft e. V. (2012a). Herausforderung Schmerz. Deutsche Schmerzgesellschaft e. V. (Hrsg.). Zugriff am: 06.08.2015.
http://www.dgss.org/patienteninformationen-start/herausforderung-schmerz/

Deutsche Schmerzgesellschaft e. V. (2012b). *Medikamentöse Schmerzbehandlung.* Deutsche Schmerzgesellschaft e.V. (Hrsg.). Zugriff am 14.05.2015. http://www.dgss.org/patienteninformationen-start/medizinische-schmerzbehandlung/medikamentoese-schmerzbehandlung/

DNQP (Deutsches Netzwerk für Qualitätsentwicklung in der Pflege) (2011). *Expertenstandard Schmerzmanagement in der Pflege bei akuten Schmerzen, einschließlich Kommentierung und Literaturanalyse* (1. akt. Aufl.). Osnabrück: DNQP.

DNQP (Deutsches Netzwerk für Qualitätsentwicklung in der Pflege) (2014). *Expertenstandard Schmerzmanagement in der Pflege bei chronischen Schmerzen, einschließlich Kommentierung und Literaturanalyse.* Osnabrück: DNQP.

Duden (2013c). *Assessment, das.* Wissenschaftlicher Rat der Dudenredaktion (Hrsg.). Zugriff am 21.06.2015. http://www.duden.de/rechtschreibung/Assessment

Duden (2013b). *chronisch.* Wissenschaftlicher Rat der Dudenredaktion (Hrsg.). Zugriff am 23.06.2015. http://www.duden.de/rechtschreibung/chronisch

Duden (2013a). *Schmerz, der.* Wissenschaftlicher Rat der Dudenredaktion (Hrsg.). Zugriff am 23.06.2015. http://www.duden.de/rechtschreibung/Schmerz

Fischer, Th. (2007). Schmerz. In N. Menche (Hrsg.), *Pflege Heute. Lehrbuch für Pflegeberufe* (4. Aufl.). München: Urban & Fischer Verlag/Elsevier GmbH.

Gerhard, Ch. (2014). *QB13 Palliativmedizin. Die Prüfung sicher bestehen.* Stuttgart: Schattauer GmbH.

Gesundheitsberichterstattung des Bundes (2002). Chronische Schmerzen. Kopf- und Rückenschmerzen, Tumorschmerzen. *Bundesberichterstattung des Bundes, 7,* 5.

Gordon, M. (2008). *Assess Notes.* Philadelphia: F.A. Davis Company.

HeimPersV (1993). *Verordnung über personelle Anforderungen für Heime*. Bundesministerium für Justiz und Verbraucherschutz (Hrsg.). Zugriff am 08.09.2015. http://www.gesetze-im-internet.de/heimpersv/BJNR120500993.html

Meine Pflegeversicherung (o. J. b). *Altersheim*. Meine Pflegeversicherung (Hrsg.). Zugriff am 27.02.2015. http://www.meine-pflegeversicherung.de/lexikon.php?q=pflegeheim

Meine Pflegeversicherung (o. J. a). *Pflegeheim*. Meine Pflegeversicherung (Hrsg.). Zugriff am 27.02.2015. http://www.meine-pflegeversicherung.de/lexikon.php?q=pflegeheim

Reuschenbach, B. (2011). Definition und Abgrenzung des Pflegeassessments. In B. Reuschenbach & C. Mahler (Hrsg.), *Pflegebezogene Assessmentinstrumente. Internationales Handbuch für Pflegeforschung und –praxis*. Bern: Verlag Hans Huber, Hofgreve AG.

Rüger, L. J. (2009). *Schmerzcharakter und Therapie chronischer Ischämieschmerzen bei peripherer arterieller Verschlusskrankheit*. Dissertation, Ludwig-Maximilians-Universität München.

Thomm, M. (2011a). Chronischer Schmerz und Komorbidität. In M. Thomm (Hrsg.), *Schmerzmanagement in der Pflege*. Heidelberg: Springer Verlag.

Thomm, M. (2011b). Schmerzbehandlung im Alter. In M. Thomm (Hrsg.), *Schmerzmanagement in der Pflege*. Heidelberg: Springer Verlag.

Anhang

Darstellung 1

Ablauf des pflegerischen Schmerzmanagement

(Quelle: http://www.pflegewiki.de/images/0/0c/Schmerzmanagement.jpg)

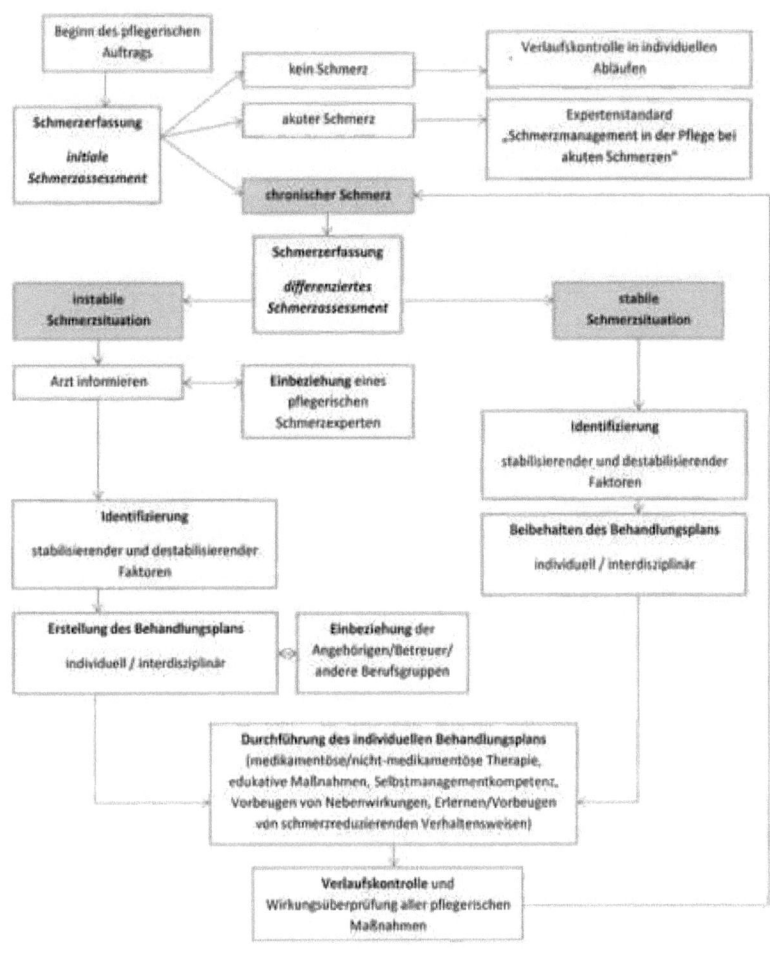

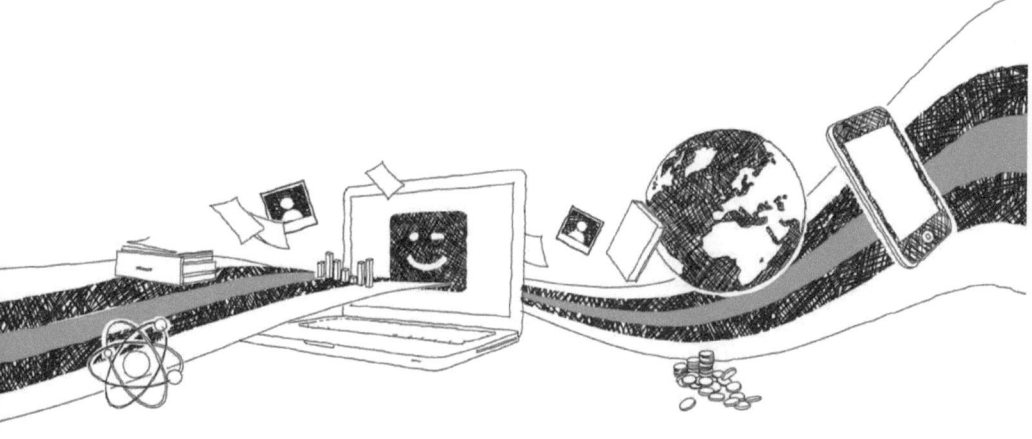
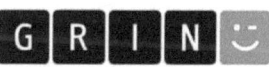